ESSEN UND TRINKEN IM SÄUGLINGSALTER

GLÄSCHEN-ÜBERSICHT

Ernährungswissenschafterin
und Stillberaterin
Mag. Ingeborg Hanreich, IBCLC

2. überarbeitete Auflage

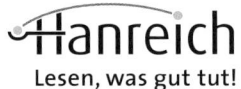

Lesen, was gut tut!

Ein Dankeschön ...

... meinen Mitarbeiterinnen Mag. Cornelia Krisper, Mag. Carmen Maria Contala, und Bakk. Katharina Achleitner für die wertvolle Unterstützung.

Dank auch an Mag. Elisabeth Illnar und Gerlinde Cathrin Antokovich für Lektorat und Layout. Es war eine Freude, mit Euch zu arbeiten!

Danke insbesondere allen Leserinnen und Lesern, die die Arbeit in dieser Tabelle wertschätzen und honorieren.

Wichtiger Hinweis:

Die Gläschen-Übersicht erhebt keinen Anspruch auf Vollständigkeit und stellt keine Bewertung dar. Die Autorin hat die Produkte nach bestem Wissen und Gewissen auf die Zutatenabfolge hin überprüft.

Aufgrund der sich immer wieder ändernden Rezepturen und der möglichen Irrtümer bei den Angaben der Hersteller kann jedoch weder von der Autorin noch vom Verlag Haftung für eventuelle Nachteile oder Schäden, die aus der Zusammensetzung und Zusammenstellung der Gläschenprodukte resultieren, übernommen werden.

Gleiches gilt für die Inhalte und die Anwendung der Gläschen-Übersicht. Jede Leserin, jeder Leser ist für das eigene Tun und Lassen selbst verantwortlich.

Text und Zusammenstellung:	Mag. Ingeborg Hanreich, IBCLC
Grafik und Layout:	Gerlinde Cathrin Antolkovich
Foto:	Karl Grabherr – www.karlgrabherr.at
Film und Druck:	FINIDR, s. r. o., Tschechien

2.. überarbeitete Auflage „Gläschen-Übersicht"
zur 7. überarbeiteten Auflage „Essen und Trinken im Säuglingsalter"
2013 © by Verlag Ingeborg Hanreich, Wien
ISBN 978-3-901518-21-8

Verlag und Vertrieb in Österreich: Mag. Ingeborg Hanreich
Esterhazygasse 7/2, A-1060 Wien | Tel.: (+43 1) 504 28 29-1 | Fax: (+43 1) 504 28 29-4
E-Mail: bestellung@hanreich-verlag.at | Internet: www.hanreich-verlag.at

Meinen Eltern gewidmet.

Danke für Eure Liebe!

INHALT

Beikost
– ein neuer Abschnitt!

Liebe Mütter und Väter,

die erste Zeit mit Ihrem Kind liegt hinter Ihnen. Das Stillen hat sich gut zwischen Mutter und Kind eingespielt. Sie – als Eltern – konnten sich in unserm Handbuch *„Essen und Trinken im Säuglingsalter"* (☞ Anhang) zum Thema Stillen von A wie Abpumpen bis zu Z wie Zufüttern umfassend und anwendbar informieren.

Wenn Sie sich gegen das Stillen entscheiden mussten oder entschieden haben, hoffe ich, dass es Ihnen dennoch möglich war, Ihrem Kind die erste Schutzimpfung, das Kolostrum (die erste Muttermilch) zu geben.

Sicher fanden Sie in obigem Buch ausreichend Informationen zum Thema Säuglingsmilch und zu ihren Alternativen. Auch die Dosierung und Zubereitung, die Wasserqualität und die Auswahl von Flasche und Sauger betreffend ist das Säuglingshandbuch sehr aufschlussreich.

Nun kommt ein neuer, spannender Abschnitt auf Sie zu: die Umstellung von der Muttermilch bzw. Milchnahrung auf den Familientisch.

Viele Experten in Deutschland (Netzwerk junge Familien – mit dem Projekt „Gesund ins Leben"), in Österreich (Agentur für Ernährungssicherheit – mit den Beikostrichtlinien und dem Projekt „Richtig Essen von Anfang an") und in der Schweiz versuchen Empfehlungen zu vereinheitlichen.

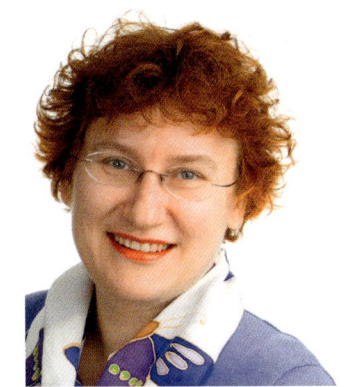

Mag. Ingeborg Hanreich, IBCLC
Ernährungswissenschafterin und Stillberaterin

Weitere Beikostbestrebungen – nach dem Motto „Beikost nach Bedarf" oder „BLW" (Baby-led weaning) geben zudem andere Handlungsmöglichkeiten vor. Vieles mag gut funktionieren, manches ein vergeblicher Versuch sein, denn jedes Kind reagiert anders. In die 7. Auflage von *„Essen und Trinken im Säuglingsalter"* wurden diese aktuellen Informationen aufgenommen.

Auf Wunsch vieler Leserinnen und Leser, die bereits eine ältere Auflage des Buches besitzen oder mit anderen Büchern kombinieren wollen, publiziere ich diese Gläschen-Übersicht in einer Extrabroschüre, als Einkaufshilfe mit weiterer Information.

Dass sie Ihnen die Auswahl am Regal erleichtern möge, wünscht Ihnen Ihre

Ingeborg Hanreich

DAS ZUFÜTTERN VON BEIKOST

Über den idealen Beikostbeginn ist schon viel gesagt worden. Hier sei nur nochmals festgehalten, dass es nicht unbedingt der Beginn des 5. Monats sein muss, wie irrtümlich vielfach empfohlen wird.

Lassen Sie Ihr Kind den Beginnzeitpunkt selbst signalisieren. Viele Kinder sind erst mit ca. 6 Monaten so weit, manche auch erst später.

Beikostreifezeichen:
- *Ihr Kind zeigt stärkeres Interesse an der Nahrungsaufnahme der Eltern, beobachtet alles und greift in den Teller.*
- *Es macht Kaubewegungen, während es andere beim Essen beobachtet.*
- *Es kann bereits Gegenstände zwischen Daumen und Fingern erfassen und zum Mund führen.*
- *Mit etwas Unterstützung kann es schon sitzen.*
- *Es kann bereits breiige Nahrung mit der Oberlippe vom Löffel nehmen sowie mit der Zunge nach hinten transportieren und schlucken.*
- *Es braucht bereits etwas mehr an Nahrung.*
- *Eventuell sind schon die ersten Zähne durchgebrochen.*

Gerade wenn gestillt wird, ist es nicht notwendig, vorzeitig auf Beikost zu wechseln, um auf den Geschmack der Familienkost vorzubereiten. Denn die Muttermilch spiegelt die Geschmacksrichtungen und inhaltlichen Stoffe der Familienkost wider.

Es gibt unter den Wissenschaftern auch Kritiker, die die Empfehlung, „zwischen Ende der 17. und Ende der 26. Lebenswoche" zu beginnen, für nicht ausreichend begründet halten.

Vielleicht gilt es hier nochmals festzuhalten, dass Wissenschaft immer im Fluss ist und der Forschungsstand daher Veränderungen unterliegt.

Es sei auch darauf hingewiesen, dass von zu früher Beikostgabe und von sehr langer Gläschengabe primär die Hersteller profitieren.

Sie sind sponsern auch die Kongresse vieler Fachkräfte (abgesehen die der Stillberaterinnen) und informieren die Meinungsbildner mit Fachinformationen über – von ihnen speziell ausgewählte – Studien.

Ihnen als interessierten Müttern und Vätern rate ich daher, weniger auf allgemeine Beginnzeithinweise, sondern auf die Beikostreifezeichen (☞ Kasten) Ihres Kindes zu achten.

Lassen Sie Ihrem Kind Zeit, diese deutlich zu zeigen, und bieten Sie bei mehreren Signalen vorerst wenige Löffel Beikost nach dem Stillen oder nach der Milchnahrung an.

Wichtig ist dabei: Es soll nach Möglichkeit noch zumindest 1 bis 6 Monate weitergestillt werden. Auch Langzeitstillen (bis über das 2. Lebensjahr hinaus) bietet viele Vorteile (Merkblatt „Langzeitstillen", ☞ Kasten).

Weshalb Beikost zugefüttert werden soll und warum Stillen (bzw. Milchnahrung) weiterhin sinnvoll ist, hat mehrere Gründe:

• Neuere Studien zeigen, dass Zöliakie seltener auftritt, wenn während der Einführung von Gluten (Klebereiweiß des Getreides) noch gestillt wird.
Es ist durchaus möglich, dass Stillen auch bei der Einführung von anderen Beikostlebensmitteln einen gewissen Schutz bietet.

• Plötzlich die Nahrung umzustellen und die Brustmahlzeit bzw. Milchmahlzeit durch Beikost zu „ersetzen" (statt zu ergänzen), kann erfahrungsgemäß auch zu großen und sehr zermürbenden Machtkämpfen zwischen Mutter und Kind führen.
Einige Kinder wollen dann nachts sehr oft gestillt werden und holen sich so das Entbehrte.

• Manche Kinder probieren Breie gerne lange. Sie akzeptieren immer nur kleine Mengen Beikost und beginnen vielleicht erst gegen Ende des ersten Lebensjahres nennenswerte Mengen zu essen. Dann bieten Muttermilch bzw. Säuglingsmilch weiterhin die Basis der Ernährung.

• Ebenso wollen manche Kinder gerne Fingerfood und verweigern Breie, auch weil sie sehen, dass Eltern etwas anderes essen bzw. anders trinken.

• Aber neben dem Thema Allergieprävention, das neuerdings als Argument für die frühe Einführung von Beikost herangezogen wird, gibt es noch eine ganze Reihe von Faktoren (z. B. eine Verminderung von Krankenhausaufenthalten und Erkrankungen), die für das Weiterstillen sprechen.

In unserem Online-Shop unter www.hanreich-verlag.at finden Sie folgende Merkblätter (um 0,90 €/Stk):

• *Babys auf Reisen*
• *Bioprodukte und ihre Gütesiegel*
• *Buchtipps – Kinderbücher*
• *Ernährung bei Erkrankungen Ihres Kindes*
• *Flüssigkeitsaufnahme im Säuglings- und Kleinkindalter*
• *Knabbereien im Säuglings- und Kleinkindalter*
• *Kreuzreaktionen bei Allergien auf Sellerie, Karotte & Co*
• *Kuhmilchallergie & Calciumversorgung*
• *Langzeitstillen*
• *Stillen bei Kaiserschnitt*
• *Verstopfung im Säuglings- und Kleinkindalter ... u.a.m.*

Gläschen oder Selberkochen als Ergänzung?

Für viele Mütter ist es ganz klar, dass sie Gläschen verwenden möchten. Sie finden dies praktischer und vertrauen auf die Qualität.

Es ist richtig, dass Säuglingsnahrung (und dazu zählen auch Breigläschen und die Baby-Getreidebreie) rechtlich sehr strengen Vorgaben unterliegen.

Gläschen werden engmaschig kont-rolliert und untersucht. Vor allem bei nitrathältigen Produkten ist das von Vorteil. So wird beispielsweise bei Spi-nat generell die Verwendung von Gläschen angeraten.

Auch bei Babys unter 6 Monaten wird eher zur Gläschenkost geraten. Bei Kindern, die erst „nach 6 Monaten Vollstillen" mit der Beikost beginnen, wie das von WHO und den europä-ischen Pädiatern als wünschenswer-tes Ziel gilt, kann natürlich auch selber gekocht werden.

Denn auch herkömmliche Zutaten in BIO-Qualität aus dem BIO-Laden oder BIO-Supermarkt unterliegen in der EU zahlreichen Kontrollen.

Lesen Sie, wenn Sie sich für (ergänzen-des) Selberkochen oder für den Um-stieg auf Familienkost vom 10. bis zum 14. Monat interessieren, auch unser Buch „Rezepte und Tipps für Babys Bei-kost" (☞ Literaturverzeichnis).

Die darin enthaltenen Rezepte für den Umstieg sind so aufgebaut, dass Sie für sich und das Baby gemeinsam ko-chen können.

Der Teil für das Kind wird – nach Vor-gabe des Forschungsinstitutes für Kinderernährung in Dortmund – noch mit Rapsöl und Saft (Vitamin-C-hältig) ergänzt. Der Anteil für Sie und ältere Geschwister wird nach Vorlieben mit Kräutern und Gewürzen, Käse oder anderen Zutaten abgerundet.

Ein Vorteil des Selberkochens von Beikost liegt darin, dass es preislich günstiger ist, ein weiterer darin, dass weniger Hausmüll anfällt. Für so manche ökologisch denkende Mutter ist das ein Argument, selbst zu kochen.

Aber auch für Eltern, die selber kochen, mag eine kleine Menge Gläschen eine „eiserne Reserve" sein, wenn es mal schnell gehen soll. Daher kann auch für sie die Gläschen-Übersicht von Nutzen sein.

Oder Sie verwenden Gläschenkost unterwegs auf Ausflügen bzw. im Urlaub, wenn Sie nicht sicher sein können, was Sie diesbezüglich in den ersten Tagen erwartet, v. a. wenn Sie keine Kochmöglichkeit mitgebucht haben.

Egal, ob Sie primär Gläschen verwenden wollen (und erst beim Umstieg auf Familienkost kochen) oder normalerweise selber kochen (und ergänzend bzw. unterwegs auf Gläschenkost zurückgreifen), unsere Bücher helfen Ihnen stets weiter. Denn auch für diese Gläschen-Übersicht ist die Basis unser Beikostplan. Diesen finden Sie in *„Essen und Trinken im Säuglingsalter"* bzw. *„Rezepte und Tipps für Babys Beikost"*.

Sowohl die Rezepte daraus als auch diese Gläschen-Übersicht sind stufenweise aufgebaut, um eventuelle Reaktionen des Kindes auf einzelne Zutaten leicht und einfach aufspüren und rasch reagieren zu können.

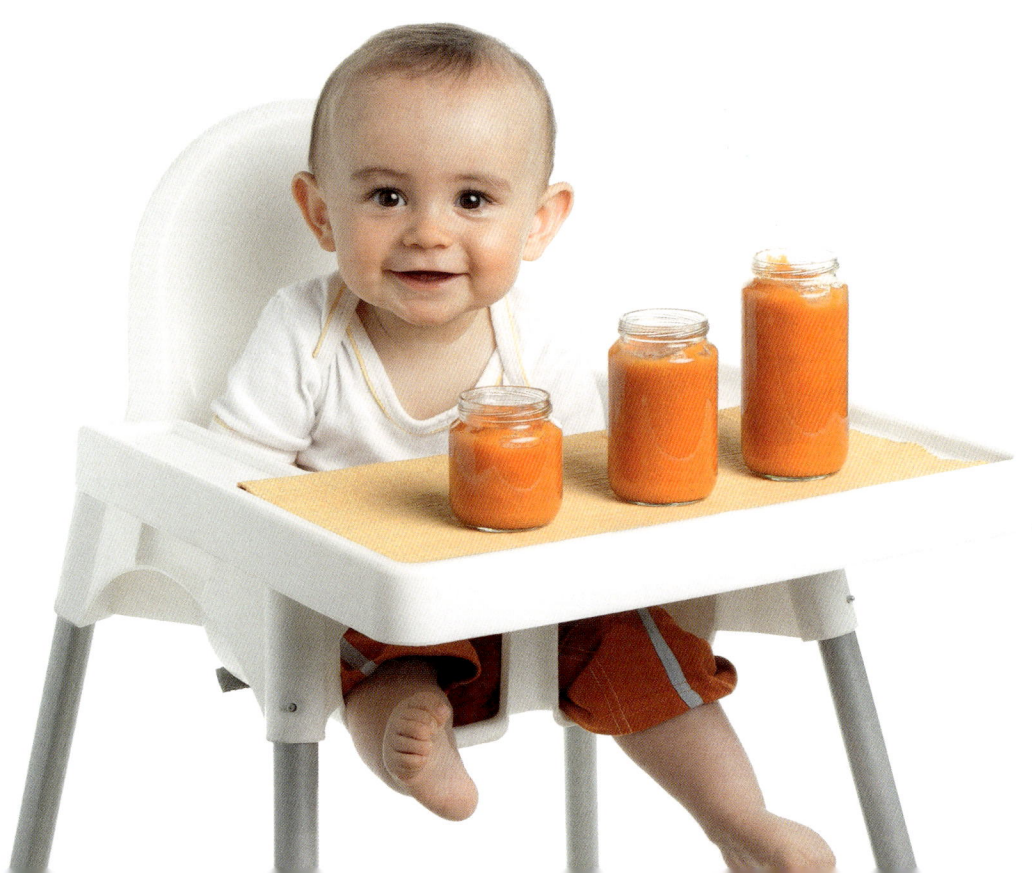

GLÄSCHEN – DIE RICHTIGE AUSWAHL

Die meisten Eltern vertrauen darauf, dass die Breie in Gläschen oder die Getreideflocken für Babys von den Herstellern hygienisch sicher und gut zusammengestellt sind.

Nun ist dies für viele Produkte der Fall, gilt aber nicht zu hundert Prozent. Immer wieder machen Medien auf Verunreinigungen und Produktionsfehler aufmerksam.
Daher gilt: Achten Sie auf das typische Geräusch beim Öffnen eines Gläschens, riechen Sie zumindest an jedem Glas und probieren Sie den Brei eventuell selbst (mit einem eigenen Löffel zur Vermeidung von Karies!).

Auch aus ernährungswissenschaftlicher Sicht ist so manches fraglich, was die Zusammenstellung einiger Breie in Gläschen und von Fertigmilchbreien betrifft.
Brauchen Babys z. B. wirklich „Gute-Nacht-Breie", die manchmal gesüßt und mit Gewürzen versetzte Milchbreie sind? Und dies gar aus der Flasche, wodurch unsere Kleinsten später übergewichtig werden können?

Kinderärzte raten Breiflaschen nur im Einzelfall an, wenn wirklich dringend Gewicht aufgeholt werden muss. Generell werden sie jedoch von allen Ernährungsexperten und vielen Ärzten abgelehnt, weil die Sättigung durch die zu rasche Nahrungsgabe nicht greifen kann.

Oder brauchen wir tatsächlich Obstmus, das mit Wasser, Reismehl und Obstdicksaft – zum Süßen – vermischt ist?
Mag es nicht vielleicht besser sein, reines Apfelmus (z. B. Apfel pur) mit milchfreien Getreidebreien zu mischen und dem Kind zuliebe auf zusätzliche Süßung zu verzichten?
Vor allem anfangs, wenn glutenreiche Getreidesorten (Hafer, Dinkel) in kleinen Mengen (1 bis 2 TL pro Nachmittagsmahlzeit) gegeben werden sollen, können Sie die Instantflocken in ein Obstglas mit reinem Apfel oder purer Birne einrühren.

Manchmal mag auch die Empfindlichkeit des Kindes für einzelne Zutaten ein Hemmnis sein, zu einzelnen Gläschen zu greifen.
Mittlerweile ist das Angebot ja wesentlich breiter als vor 10 bis 20 Jahren, als es Gemüsegläschen noch primär auf Karottenbasis gab. Ist ein Kind tatsächlich einmal auf Karotten allergisch, reagiert mit starker Verstopfung oder lehnt den Geschmack ab, können Eltern heutzutage leichter auf andere Gläschen ausweichen.

Reagiert das Kind allergisch auf spezielle Zutaten (z. B. mit Hautreaktionen, Verdauungsproblemen, ...), so können diese Auslöser beim Selberkochen einfach vermieden werden.
Bei der Auswahl von Gläschen bedeutet das dann oft, dass derjenige, der

den Einkauf erledigt, das Etikett genau lesen muss. Über die Angaben auf Etiketten erfahren Sie vieles im Buch „*Essen und Trinken im Säuglingsalter*", z. B. zu den Zeitangaben der Hersteller, über die Reihenfolge in den Zutatenlisten und über verschiedene „versteckte" Zuckerarten.

Prinzipiell sind die Beikostpläne, nach denen diese Gläschen-Übersicht aufgebaut ist, als Beispiele zu verstehen. Ihr Baby mag sich vielleicht auch gar nicht daran halten, mag eine Zutat überhaupt nicht oder lieber nur Fingerfood. Sehr schnell kann sich Ihr persönlicher Beikostplan von diesem Muster unterscheiden. Dann sollten Sie zum Verständnis wissen, dass ...

... alle 4 Tage eine neue Zutat dazugenommen wird, die davor verwendete Zutaten ersetzt oder ergänzt,

... Sie bei einer Zutat (in der entsprechenden Zeile) immer aus der Fülle des Angebots wählen können,

... Sie dieses Angebot mit allem, was oberhalb vorgestellt wurde und daher schon (in den Zutaten) bekannt ist, abwechseln können,

... Sie das ganze bisher erwähnte Angebot (ebenso wenn Sie es teilweise selber kochen) auch mischen können. So erhalten Sie – z. B. durch Kombination von Kürbisbrei und Apfelpüree – neue wohlschmeckende Breie.

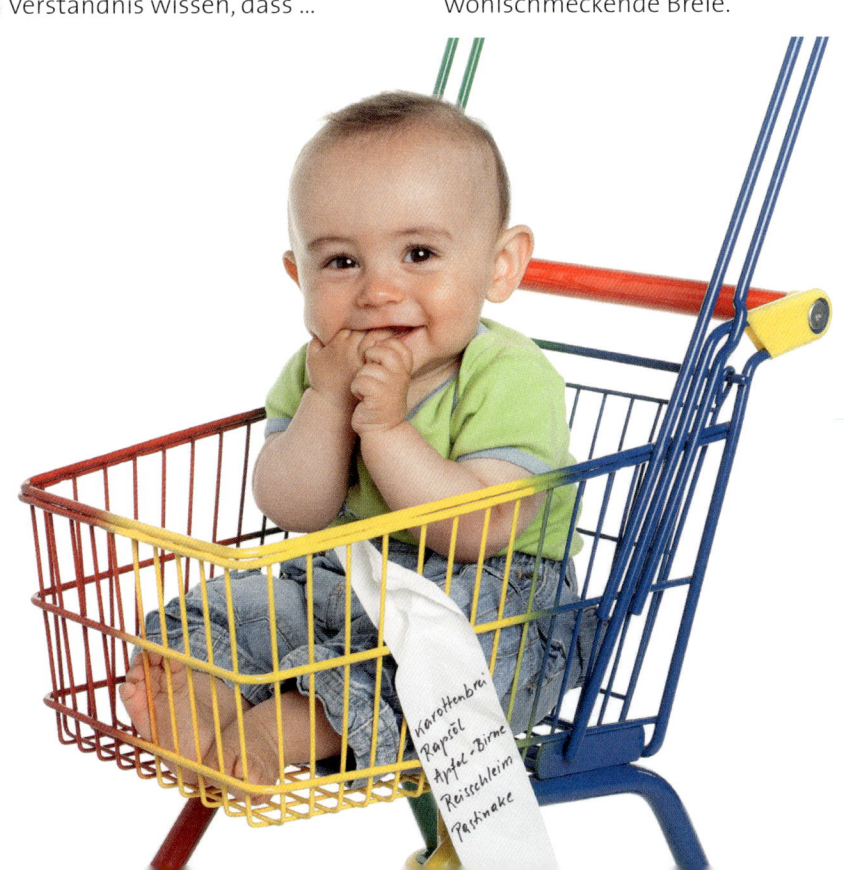

ZUBEREITUNG VON GLÄSCHEN

Erwärmen – Tipps & Methoden

Gläschenbreie sollen nicht (aus dem Glas genommen und im Topf) nochmals gekocht werden, denn der heiße Brei kann zu Verbrennungen führen bzw. anbrennen. Breie lassen sich auf verschiedene Art auf Esstemperatur erwärmen. Die bekannteste Methode ist das Erwärmen **im Wasserbad.**

Kochen Sie Wasser in einem Topf und nehmen Sie dieses von der Herdplatte. Das Gläschen ohne Deckel wird dann in den mit warmem Wasser gefüllten Topf gestellt und langsam erwärmt. Wichtig ist dabei, dass das Wasser, nicht ins Gläschen überschwappt.

Ein „Gläschenhalter" hat sich zum Fixieren bewährt. Er erleichtert auch zwischendurch das Umrühren mit einem langstieligen Löffel. Testen Sie vor dem Füttern die Temperatur!

> *Tipp für die erste Beikostzeit:*
> *Solange das Kind nur wenige Löffel Beikost mag, können Sie dem Gläschen etwas mehr als die voraussichtlich benötigte Menge entnehmen.*
> *Erwärmen Sie diese separat in einem leeren und sauberen Gläschen. Der Rest kann im Kühlschrank verschlossen maximal bis zum Folgetag aufbewahrt werden.*

Gläschen können Sie auch **im Dampfgarer** erwärmt werden. Der Dampfgarer arbeitet sehr vitaminschonend. Stellen Sie dazu das geöffnete Gläschen auf die Auffangschale und wählen Sie eine Erwärmung bei 50-60°C für ca. 5-6 Minuten (größere Gläschen zusätzliche 2-3 Minuten). Im Anschluss wird der Brei, wie im folgenden Kapitel beschrieben, ergänzt und anschließend auf Esstemperatur abgekühlt. Machen Sie immer die Handrückenprobe oder probieren Sie mit einem separaten Löffel vom Brei.

Es gibt auch spezielle Geräte zum Erwärmen von Gläschen bzw. Fläschchen. Das Erwärmen **im „Babykostwärmer"** hängt vom jeweiligen Produkt ab und wird vom Hersteller beschrieben.

Manche Mütter bevorzugen die Erwärmung des Gläschens **in der Mikrowelle.** Die Mikrowelle arbeitet sehr rasch, hat jedoch den großen Nachteil der ungleichmäßigen Erwärmung. Drehteller im Gerät, auf die das zu erwärmende Glas ohne Deckel, aber mit einem Tellerchen abgedeckt gestellt wird, verringern das Problem. „Hitzenester" sind gefährlich, da sie beim Baby Verbrennungen verursachen können. In „Kältenestern" können sich Verdauungsprobleme hervorrufende Bakterien ungestört vermehren.

Keinesfalls sollten Sie Muttermilch in der Mikrowelle erwärmen. Das würde wertvolle Abwehrzellen zerstören.

Ergänzen durch Zugaben

Nicht jeder Hersteller hat seinen Breien Öl zugesetzt. Manchmal ist es zwar zugesetzt, reicht aber für den individuellen Bedarf Ihres Kindes nicht aus. Daher ist die Zugabe (ZU) von **Rapsöl** zu beinahe allen Gläschenprodukten angeraten.

Pro 190 g Gemüsebrei (auch gemischt mit Erdäpfeln / Kartoffeln bzw. Fleisch) sind 2 TL Ölzugabe empfohlen. Ein TL hat 4 g. Bezogen auf ihr Körpergewicht benötigen Babys mehr an hochwertigen Fetten als Erwachsene.

Bei vegetarischen Breien (Hirse, Hafer und Gemüse) ist die Zugabe von 3 EL Baby-**(Apfel)saft** als Vitamin-C-hältiger Zutat günstig.

In den meisten Gläschen, speziell Obstgläschen, ist Vitamin C von den Herstellern zugesetzt.

Dies ist auch deshalb so, weil der Vitamin-C-Gehalt bei der Herstellung infolge des Zubereitens und Sterilisierens abnimmt. Denn Gläschen werden nur durch hohes Erhitzen haltbar gemacht und dürfen keine Konservierungsstoffe enthalten.

Als Zugabe (ZU) kann auch **Fleischzubereitung** (aus Rindfleisch) eingesetzt werden, wenn Sie z. B. fleischlose Gläschen mischen und ergänzen möchten. Die Menge an Fleisch, die dann benötigt wird, hängt vom Alter des Kindes ab. Der Bedarf pro 190 g liegt anfangs bei ca. 2 gestrichenen EL reiner Fleischzubereitung.

Sehr häufig werden gekaufte Fleischzubereitungen aber mit Reismehl – vermerkt als „(mit Reis)" – und Wasser, evtl. auch mit Zwiebel oder Salz versetzt, sodass eine Abschätzung der Fleischmenge bei einzelnen Produkten schwierig ist.

Dem ersten Obstbrei sollen nach neuen Erkenntnissen 1 bis 2 TL **Hafer** oder anderes glutenhältiges Baby-Instantgetreide zugegeben werden.

Diese Menge wird nach 2 Wochen auf das Doppelte (immer unter Zugabe etwas abgekochten Wassers) erhöht. Dabei werden die Instantbreiflocken in den erwärmten Brei untergerührt oder mitpüriert. Erst nach ca. einem Monat sollen Breie, die glutenhältiges Getreide in größerem Umfang enthalten, angeboten werden.

Hinweis zu den Empfehlungen

In der Gläschen-Übersicht werden auch – wie in den Beikostplänen, auf denen sie basiert – die neuesten Empfehlungen zur Beikost berücksichtigt. Dazu zählt auch die raschere Zutatenabfolge und die Gleichstellung von nicht allergiegefährdeten Kindern mit Allergierisikokindern.

Deshalb mag es auch zu Differenzen zu früheren Auflagen und Empfehlungen in meinen Büchern kommen.

Durch die häufige generelle Überarbeitung der Bücher sind die neuen Auflagen immer auf dem aktuellen Stand.

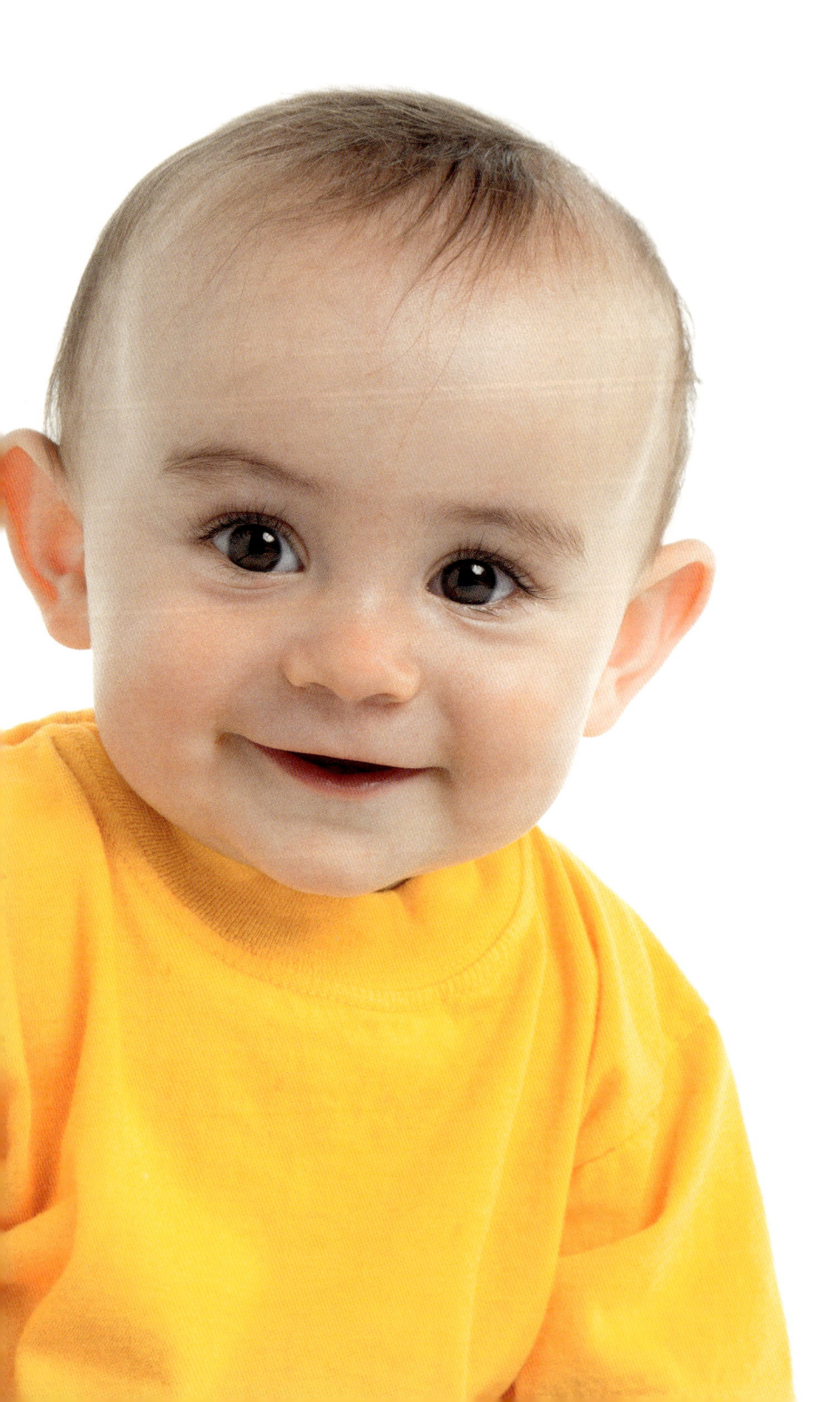

ABKÜRZUNGEN ZUR GLÄSCHEN-ÜBERSICHT

Die Zusammenstellung der auf dem Markt befindlichen Breie und Gläschen spiegelt die aktuelle Situation zum Zeitpunkt der Erhebung wider.

Sie berücksichtigt alle Produkte in Deutschland, Österreich und in der Schweiz, die den Beikostplänen im Buch *„Essen und Trinken im Säuglingsalter"* entsprechen.

Aufgrund der in unserem Buch enthaltenen drei verschiedenen Beikostpläne ergeben sich unterschiedliche Beginnzeiten für gestillte (vegetarische) Kinder und Abweichungen davon bei frühen Beikostzeichen (☞ Buch *„Essen und Trinken im Säuglingsalter"* Seite 118 bis 135). **Die Beginnzeiten für gestillte Kinder sind fett hervorgehoben.**

Neben **LM** (den Lebensmonaten der Beikostpläne), der Nummerierung und Benennung der **Zutat** sind im Überblick folgende Rubriken zu finden:

Benennungen Beikostprodukte: Hier werden die Gläschen, Getreidebreie (GB) und Zugaben (ZU) aufgelistet. Sie enthalten nur Produkte mit Zutaten, die Ihr Kind bereits in diesem Stufenplan kennengelernt hat.

Sie können unter **Notiz** vermerken, wo die Produkte günstig angeboten werden oder ab wann Sie sie geben.

Marke: In dieser Spalte befindet sich die zu dem Gläschen oder Brei gehörige Handelsmarke. In Österreich sind

manche deutsche Marken, z. B. pro-biJo, nur in BIO-Supermärkten zu bekommen. Die Marken Sunval und Holle sind in Österreich nur in Naturkostläden und BIO-Supermärkten (auf Anfrage) erhältlich – die Marke Bebivita nur bei der Kaufhauskette Müller, die Marke Alnatura nur bei dm.

Gläschen der Marke Humana sind in Deutschland und Österreich via Internet beziehbar.

D, A, CH: Da die Auswahl an Beikostprodukten in den Ländern Deutschland (D), Österreich (A) und Schweiz (CH) unterschiedlich ist, habe ich dies unter der Rubrik D, A, CH für die einzelnen Länder vermerkt.

Zeitang.: Die Produkte sind im Regal des Supermarktes oder BIO-Ladens manchmal nach den vom Hersteller empfohlenen Zeitangaben geordnet:

n4 = nach dem 4. Monat,
 6 = ab dem 6. Monat,
 8 = ab dem 8. Monat.

Diese Angaben entsprechen nicht den von mir vorgeschlagenen Zeitpunkten der Beikostgabe. Daher weichen diese Angaben vom Lebensmonat (**LM**) und dem Tag der Einführung ab.

Einzelne Breie sind sowohl vom Hersteller – als auch von mir – für später gedacht, aber aufgrund der einfachen Zusammensetzung im Speiseplan in Klammer schon vorne gelistet!

Getreidebrei- und Gläschen-Übersicht – Teil 1 von 12

LM	Zutat	Zutat	Notiz
5 – **7.**	1.	Karotte	
5. – **7.**	2.	Rapsöl (ZU) (oder mit Maiskeim- bzw. Sonnenblumenöl) (evtl. später auch in Abwechslung mit Butter – n6)	
5. – **7.**	3.	Kartoffeln	
5. – **7.**	4.	Rind- oder Kalbfleisch	

© Verlag I. Hanreich | Esterhazygasse 7/2, A-1060 Wien | Tel.: (+43 1) 504 28 29-1 | www.hanreich-verlag.at

Benennungen Beikostprodukte	Marke	D, A, CH	Zeitang.
Für Genießer (Bio) Karotten-Saft	Alete/Nestlé	D, A	n4
Karotte pur	Alnatura	D, A	n4
Bio-Frühkarotten	babydream/Rossmann	D	n4
Früh-Karotten	babylove/dm	D, A	n4
Frühkarotten	Baby sun	D, A	n4
Karottenpüree	Baby sun	D	n4
Reine Karotte (Biosäfte)	Hipp	D, A	n4
Reine (Früh)karotten	Hipp	D, A, CH	n4
Karotten	Holle	D, A, CH	n4
Karottenpüree	Humana	D, A	n4
Karotte	Lebenswert Bio	D	n4
Karotte pur	pro-biJo	D, A	n4
Frühkarotten	Sunval	D, A	n4
1 – 2 TL Öl zum Mittagsgläschen			
Frühkarotten (mit Öl)	Bebivita	D, A	n4
NaturNes Pure Karotte (mit Öl)	Nestlé	D, A	n4
Adapta Bio Rüebli und Kartoffel	Adapta	CH	n4
NaturNes Karotten und Kartoffeln	Alete/Nestlé	D, A	n4
Karotten-Kartoffeln	Alnatura	D, A	n4
Früh-Karotten mit Kartoffeln	babylove/dm	D, A	n4
Karotten mit Kartoffeln	Baby sun	D, A	n4
Frühkarotten mit Kartoffeln	Bebivita	D, A	n4
Früh-Karotten mit Kartoffeln	Hipp	D, A, CH	n4
Karotten mit Kartoffeln	Holle	D, A, CH	n4
Karotten mit Kartoffeln	Humana	D, A	n4
Karotten mit Kartoffeln	Sunval	D, A	n4
Adapta Bio Rüebli und Kartoffel mit Rindfleisch	Adapta	CH	n4
NaturNes Karotten mit Kartoffeln und Rindfleisch	Alete/Nestlé	D, A	n4
NaturNes Karotten, Kartoffel und Kalbfleisch	Alete/Nestlé	D, A	n4
Karotten Kartoffeln Rind	Alete/Nestlé	CH	n4
Karotten-Kartoffeln und Rindfleisch	Alnatura	D, A	n4, (8)
Bio-Karotten mit Kartoffeln und Rind	babydream/Rossmann	D	n4
Karotten & Kartoffeln mit Rind	babylove/dm	D, A	n4

Getreidebrei- und Gläschen-Übersicht – Teil 2 von 12

LM	Zutat	Zutat	Notiz
5. – **7.**	4.	Rind- oder Kalbfleisch	
5. – **7.**	5.	Apfel(saft) (ZU)	
7.	6. (11.)	Hafer (ZU)	

Benennungen Beikostprodukte	Marke	D, A, CH	Zeitang.
Karotten-Kartoffeln mit Rindfleisch	Baby sun	D, A	6
Kartoffeln, Karotten und Rindfleisch	Bebivita	D, A	n4
Karotten mit Kartoffeln und Bio-Rind	Hipp	D, A, CH	n4
Karotten, Kartoffeln und Rind	Holle	D, A, CH	n4
Karotte, Kartoffel mit Rindfleisch	Lebenswert Bio	D	n4
Karotten-Kartoffeln mit Rindfleisch	Sunval	D, A	6
Adapta Bio PUR Apfel	Adapta	CH	n4
Für Genießer Milder Apfel (Saft) (ZU)	Alete/Nestlé	D, A	n4
NaturNes purer Apfel	Alete/Nestlé	D, A	n4
Apfel pur	Alnatura	D, A	n4
Milder Bio-Apfelsaft (ZU)	babydream/Rossmann	D	n4
Bio-Fruchtschorle Apfel	babydream/Rossmann	D	n4
Milder Apfel	babylove/dm	D, A	n4
Apfel pur	Baby sun	D, A	n4
Milder Apfelsaft (ZU)	Bebivita	D, A	n4
Frucht-Schorle Apfel	Bebivita	D	n4
Bio-Apfel	Hipp	D, A, CH	n4
Milder Apfel (Biosäfte)	Hipp	D, A	n4
Apfel pur	Holle	D, A, CH	n4
Milder Apfelsaft	Humana	D, A	n4
Apfel pur	Humana	D, A	n4
Milder Apfel (Bio Saft) (ZU)	Kinella	D	n4
Apfel (Bio-Schorle) (ZU)	Kinella	D	n4
Milder Apfel (Saft) (ZU)	Kinella	D	n4
Milder Apfel (Die Leichten) (ZU)	Kinella	D	n4
Apfel pur	Lebenswert Bio	D	n4
Apfel pur	pro-biJo	D, A	n4
Apfel pur	Sunval	D, A	n4
Hafer-Getreidebrei (GB)	Alnatura	D, A	n4
Bio-Babybrei Haferflocken (GB)	Holle	D, A, CH	n4
Vollkorn Haferflockenbrei	Ja! Natürlich	A	n4
Kölln Schmelzflocken	Kölln	D	6
Kölln Schmelzflocken Dinkel-Hafer	Kölln	D	6

Getreidebrei- und Gläschen-Übersicht – Teil 3 von 12

LM	Zutat	Zutat	Notiz
7.	6. (11.)	Hafer (ZU)	
5. – **7.**	7. (6.)	Reis (GB)	

Benennungen Beikostprodukte	Marke	D, A, CH	Zeitang.
Hafer Vollkornbrei	Lebenswert Bio	D	n4
Hafer-Vollkornbrei	pro-biJo	D, A	n4
Bio-Hafer-Vollkornbrei	Sunval	D, A	n4
Bio Hafer-Vollkornbrei (GB)	Töpfer	D	6
Adapta Bio Reis (GB)	Adapta	CH	n4
Adapta Bio Rindfleisch (ZU)	Adapta	CH	n4
Naturreisflocken (GB)	Alnatura	D, A	n4
Rindfleischzubereitung (ZU) (mit Reis)	Alnatura	D, A	n4
Apfel fein (mit Reis)	babydream/Rossmann	D	n4
Bio Rindfleischzubereitung (ZU) (mit Reis)	babydream/Rossmann	D	n4
Rindfleisch Zubereitung(ZU)	babylove/dm	D, A	n4
Bio-Fleischzubereitung Rind (ZU) (mit Reis)	Baby sun	D	n4
Apfel fein (mit Reis)	Baby sun	D	n4
Rindfleisch(ZU)	Bebivita	D, A	n4
Schmelzende Reisflocken (GB)	Hipp	D, A	n4
Bio Rindfleischzubereitung (ZU)	Hipp	D, A	n4
Rindfleisch püriert (ZU)	Hipp	CH	n4
Kalbfleisch püriert (ZU)	Hipp	CH	n4
(Kartoffelgemüse mit Bio-Rind)	Hipp	D, A	**(8!)**
Bio-Babybrei Reisflocken (GB)	Holle	D, A, CH	n4
Rindfleisch (ZU)	Holle	D, A, CH	n4
Feiner Apfel (mit Reis)	Holle	D, A, CH	n4
Vollkorn Reisschleim (GB)	Ja! Natürlich	A	n4
Reis Vollkornbrei	Lebenswert Bio	D	n4
Bio Getreidbrei Zarte Reisflocken (GB)	Milupa	D	n4
Reisschleim (GB)	pro-biJo	D, A	n4
Rindfleisch (ZU) (mit Reis)	pro-biJo	D	n4
Kalbfleisch (ZU) (mit Reis)	pro-biJo	D	n4
Bio-Reis-Vollkornbrei	Töpfer	D	n4
Bio-Reisschleim	Sunval	D, A	n4
Rindfleischzubereitung (ZU) (mit Reis)	Sunval	D, A	n4

Getreidebrei- und Gläschen-Übersicht – Teil 4 von 12

LM	Zutat	Zutat	Notiz
5. – **7.**	8. (7.)	Kürbis	
5. – **8.**	9. (8.)	Birne	

© Verlag I. Hanreich | Esterhazygasse 7/2, A-1060 Wien | Tel.: (+43 1) 504 28 29-1 | www.hanreich-verlag.at

Benennungen Beikostprodukte	Marke	D, A, CH	Zeitang.
Adapte Bio PUR Kürbis (mit Reis)	Adapta	CH	n4
NaturNes Kürbis und Kartoffeln	Alete/Nestlé	D, A	n4
Kürbis pur	Alnatura	D, A	n4
Kürbis-Kartoffeln	Alnatura	D, A	n4
Bio-Kürbis fein	babydream/Rossmann	D	n4
Kürbis fein (mit Reis)	Baby sun	D	n4
Kürbis (mit Reis)	Hipp	D, A	n4
Kürbis mit Kartoffeln	Hipp	D, A, CH	n4
Kürbis mit Kartoffeln und Bio-Rind	Hipp	D, A	n4
(Karotten-Kürbisgemüse mit Bio-Kalb)	Hipp	D, A	(8!)
Kürbis mit Reis	Holle	D, A, CH	n4
Kürbis (mit Reis)	Humana	D, A	n4
Kürbis mit Kartoffeln	Lebenswert Bio	D	n4
Kürbis fein	pro-biJo	D	n4
Kürbis mit Kartoffeln	pro-biJo	D, A	n4
Kürbis fein (mit Reis)	Sunval	D, A	n4
Adapta Bio PUR Birne	Adapta	CH	n4
Für Genießer Apfel-Birnen (Saft/Jus)	Alete/Nestlé	D, A, CH	n4
NaturNes Pure Birne	Alete/Nestlé	D, A	n4
NaturNes Birne und Apfel/Apfel-Birne	Alete/Nestlé	D, A, CH	n4
Früchtchen Birnen in Apfel	Alete/Nestlé	D, A	n4
Birne pur	Alnatura	D, A	n4
Birne fein (mit Reis)	Alnatura	D, A	n4
Birne-Apfel	Alnatura	D, A	n4
Birne-Apfel-Hafer	Alnatura	D, A	n4
Bio-Birne mit Apfel und Hafer	babydream/Rossmann	D	n4
Williams-Christ-Birne (mit Reis)	babydream/Rossmann	D	n4
Bio-Birne mit Apfel	babydream/Rossmann	D	n4
Williams-Christ-Birnen (mit Reis)	babylove/dm	D, A	n4
Birne fein (mit Reis)	Baby sun	D	n4
Birne-Apfel fein	Baby sun	D	n4
Birne-Apfel-Hafer	Baby sun	D	n4
Williams-Christ-Birne (mit Reis)	Bebivita	D, A	n4

Getreidebrei- und Gläschen-Übersicht – Teil 5 von 12

LM	Zutat	Zutat	Notiz
5. – **8.**	9. (8.)	Birne	
6. – **8.**	10. (9.)	Mais	
6. – **8.**	11. (10.)	Zucchini (Zuchetti)	
6. – **8.**	12.	Pfirsich	

© Verlag I. Hanreich | Esterhazygasse 7/2, A-1060 Wien | Tel.: (+43 1) 504 28 29-1 | www.hanreich-verlag.at

Benennungen Beikostprodukte	Marke	D, A, CH	Zeitang.
Birne in Apfel (Feine Früchte)	Bebivita	D, A	n4
Bio Birne	Hipp	D, A	n4
Williams-Christ-Birnen (mit Reis)	Hipp	D, A	n4
Birne in Apfel (mit Reis)	Hipp	D, A	n4
(Williams-Christ-Birne in Apfel (mit Reis))	Hipp	D, A	(8!)
Birne in Apfel (Fruchtpause)	Hipp	D, A, CH	n4
Birne pur	Holle	D, A, CH	n4
Birne pur	Humana	D, A	n4
Birne (mit Reis)	Humana	D, A	n4
Milde Birne (Bio Saft)	Kinella	D	n4
Birne pur	Lebenswert Bio	D	n4
Birne mit Haferflocken	Lebenswert Bio	D	n4
Birne pur	pro-biJo	D	n4
Birne-Apfel	pro-biJo	D	n4
Birne-Hafer	pro-biJo	D, A	n4
Birne pur	Sunval	D, A	n4
Birne-Apfel mit Hafer	Sunval	D, A	n4
Zartes Gartengemüse Bio (Butter)	Alete/Nestlé	CH	n4
Karotten mit Mais und Bio-Kalb	Hipp	D, A	6
Zucchini mit Kartoffeln	babylove/dm	D, A	n4
Zucchini mit Kartoffeln (mit Reis)	Hipp	D, A	n4
Zucchini, Kürbis und Kartoffeln (mit Reis)	Holle	D, A, CH	6
Adapta Bio Apfel und Pfirsich	Adapta	CH	n4
Apfel-Pfirsich	Alnatura	D, A	n4
Für Genießer Apfel-Pfirsich (Saft)	Alete/Nestlé	D, A	n4
NaturNes Apfel und Pfirsich	Alete/Nestlé	D, A	n4
Apfel mit Pfirsich	babydream/Rossmann	D	n4
Bio-Früchtebrei Apfel mit Pfirsich	Baby sun	D	n4
Milde Birne (Biosaft mit Mineralwasser)	Hipp	D, A	n4
Pfirsich mit Apfel (mit Reis)	Hipp	D, A	n4
(Apfel-Pfirsich)	Hipp	D, A	(8!)
Apfel & Pfirsich	Holle	D, A, CH	n4

GLÄSCHEN – ÜBERSICHT

Getreidebrei- und Gläschen-Übersicht – Teil 6 von 12

LM	Zutat	Zutat	Notiz
6. – **8.**	12.	Pfirsich	
6. – **8.**	13.	Huhn	
6. – **8.**	14.	Dinkel	

 © Verlag I. Hanreich | Esterhazygasse 7/2, A-1060 Wien | Tel.: (+43 1) 504 28 29-1 | www.hanreich-verlag.at

Benennungen Beikostprodukte	Marke	D, A, CH	Zeitang.
Apfel mit Pfirsich	Humana	D, A	n4
Bio-Früchtebrei Apfel mit Pfirsich	Sunval	D, A	n4
Adapta bio PUR Poulet (mit Reis)	Adapta	CH	n4
Adapta Bio Kürbis mit Reis und Poulet	Adapta	CH	n5
Karotten Kartoffeln Poulet BIO	Alete/Nestlé	CH	n4
NaturNes Karotten mit Kartoffeln und Hühnchen	Alete/Nestlé	D, A	n4
Gemüse Reis Poulet Bio	Alete/Nestlé	CH	n6
Buttergemüse mit Kartoffeln und Hühnchen	Alete/Nestlé	D, A	6
Hühnchenfleischzubereitung (mit Reis)	Alnatura	D, A	n4
Karotten-Kartoffeln und Huhn	Alnatura	D, A	n4
Kürbis-Reis-Huhn	Alnatura	D, A	8
Bio-Kürbis mit Reis und Huhn	babydream/Rossmann	D	n4
Hühnchenfleischzubreitung (mit Reis) (ZU)	babydream/Rossmann	D	n4
Bio Karotten mit Kartoffeln und Huhn	babydream/Rossmann	D	n4
Kürbis mit Reis und Huhn	Baby sun	D	n4
Hühnerfleisch (mit Reis) (ZU)	Bebivita	D, A	n4
(Gemüse mit Hühnchen)	Bebivita	D, A	(10!)
Bio-Hühnchenfleisch (ZU)	Hipp	D, A	n4
Pouletfleisch püriert (ZU)	Hipp	CH	n4
Kürbis mit Huhn	Holle	D, A, CH	n4
Kürbis mit Reis und Huhn	Humana	D, A	6
Kürbis mit Reis und Huhn	Sunval	D, A	n4
Dinkelbrei (GB)	Alnatura	D, A	n4
Birne in Apfel mit Dinkel	Hipp	D, A	n4
Bio-Babybrei Dinkel (GB)	Holle	D, A, CH	n4
Bio-Baby Dinkel-Zwieback (mit Palmfett und Hefe)	Holle	D, A, CH	n6
Vollkorn Dinkelbrei (GB)	Ja! Natürlich	A	n4
Bio-Baby Dinkel-Zwieback (mit Palmfett und Hefe)	Ja! Natürlich	A	n6
Kölln Schmelzflocken Dinkel-Hafer (GB)	Kölln	D	6
DInkel Vollkornbrei (GB)	Lebenswert Bio	D	n4
Dinkel-Vollkornbrei (GB)	pro-biJo	D	n4

GLÄSCHEN – ÜBERSICHT

Getreidebrei- und Gläschen-Übersicht – Teil 7 von 12

LM	Zutat	Zutat	Notiz
6. – **8.**	14.	Dinkel	
6. – **8.**	15.	Karfiol (Blumenkohl)	
6. – **8.**	16.	Marille (Aprikose)	
7. – **9.**	17.	Banane	

© Verlag I. Hanreich | Esterhazygasse 7/2, A-1060 Wien | Tel.: (+43 1) 504 28 29-1 | www.hanreich-verlag.at

Benennungen Beikostprodukte	Marke	D, A, CH	Zeitang.
Bio DInkel-Vollkornbrei (GB)	Töpfer	D	6
Bio-DInkel-Vollkornbrei	Sunval	D	n4
Blumenkohl mit Kartoffeln	Baby sun	D	n4
Karotte mit Blumenkohl	Lebenswert Bio	D	n4
NaturNes Gartenfrüchte	Alete/Nestlé	D, A	n4
NaturNes Gartenfrüchte	Alete/Nestlé	CH	n6
Apfel-Marille	Alnatura	D, A	n4
Birne-Marille	Alnatura	D, A	n4
Aprikose in Apfel (mit Reis)	babylove/dm	D, A	n4
Gartenfrüchte (Feine Früchte)	Bebivita	D, A	n4
Aprikose in Apfel (mit Reis)	Hipp	D, CH	n4
Marille in Apfel	Hipp	A	n4
Aprikose in Apfel (Fruchtpause)	Hipp	D	n4
Marille in Apfel (Fruchtpause)	Hipp	A	n4
Adapta Bio Apfel, Banane und Reis	Adapta	CH	n4
NaturNes Aprikose und Pfirsich mit Birne	Alete/Nestlé	D, A	n4
Birne Aprikose Pfirsich Bio (mit Banane)	Alete/Nestlé	CH	n4
Apfel-Banane mit Dinkel	Alnatura	D, A	6
Apfel-Banane	Alnatura	D, A	n4
Bio Frucht Duo Apfel-Banane	babydream/Rossmann	D	n4
Banane in Apfel	babydream/Rossmann	D	n4
Apfel mit Banane (mit Reis)	babylove/dm	D, A	n4
Apfel-Banane	Baby sun	D	n4
Karotten in Früchtesaft	Bebivita	D, A	n4
Banane in Apfel	Bebivita	D, A	n4
Apfel-Banane (Feine Früchte)	Bebivita	D, A	n4
Pfirsich-Banane in Apfel (Feine Früchte)	Bebivita	D, A	n4
Banane-Apfel (Biosäfte)	Hipp	D, A	n4
Äpfel mit Bananen/Apfel-Banane	Hipp	D, A, CH	n4
Banane und Pfirsich in Apfel (mit Reis)	Hipp	D, A	n4
Banane in Apfel (Fruchtpause)	Hipp	D, A	n4
Birne und Banane (Becher)	Hipp	D, A	n4
Banane in Apfel	Humana	D, A	n4

Getreidebrei- und Gläschen-Übersicht – Teil 8 von 12

LM	Zutat	Zutat	Notiz
7. – **9.**	17.	Banane	
7. – **9.**	18.	Erbse	
7. – **9.**	19.	Pastinake	

© Verlag I. Hanreich | Esterhazygasse 7/2, A-1060 Wien | Tel.: (+43 1) 504 28 29-1 | www.hanreich-verlag.at

Benennungen Beikostprodukte	Marke	D, A, CH	Zeitang.
Aprikose-Banane	Humana	D, A	n4
Apfel und Banane	Holle	D, A,CH	n4
Apfel-Banane (Bio Saft) (ZU)	Kinella	D	n4
Karotte-Banane (Bio Saft) (ZU)	Kinella	D	n4
(Meine Milu Jause) Apfel Banane	Milupa	A	n4
(Meine Milu Jause) Frucht Cocktail	Milupa	A	6
Apfel-Banane pur	pro-biJo	D	n4
Früchtemix	pro-biJo	D, A	n4
Bio Reisbrei Banane (GB)	Töpfer	D	n4
Apfel-Banane pur	Sunval	D, A	n4
Apfel-Banane-Aprikose pur	Sunval	D, A	n4
NaturNes Pure Erbse	Alete/Nestlé	D, A	n4
Für Genießer (Bio) Buntes Buttergemüse	Alete/Nestlé	D, A	n4
Feines Gemüseallerlei	Bebivita	D, A	6
Gemüse-Allerlei	Hipp	D, A, CH	n4
Kartoffeln mit Erbsen und Zucchini	Holle	D, A, CH	6
Zartes Gartengemüse (mit Erbsen)	pro-biJo	D, A	n4
NaturNes Pure Pastinake	Alete/Nestlé	D, A	n4
Pastinaken Kartoffeln Kalb Bio	Alete/Nestlé	CH	n6
NaturNes Pastinaken, Kartoffeln, Kalbfleisch	Alete/Nestlé	D, A	n4
Pastinake pur	Alnatura	D, A	n4
Pastinake mit Kartoffeln	Alnatura	D, A	n4
Pastinake-Kartoffel-Rind	Alnatura	D, A	n4
Bio-Pastinake pur	babydream/Rossmann	D	n4
Pastinake pur	Baby sun	D	n4
Pastinakenpüree	Baby sun	D	n4
Karotten in Früchtesaft	Bebivita	D, A	n4
Reine Pastinaken	Hipp	D, A	n4
Pastinaken mit Kartoffeln	Hipp	D, A	n4
Pastinakenpüree	Holle	D, A, CH	n4
Pastinaken mit Kartoffeln	Holle	D, A,CH	n4
Pastinaken, Kartoffeln und Rind	Holle	D, A, CH	n4
Pastinake	Lebenswert Bio	D	n4

Getreidebrei- und Gläschen-Übersicht – Teil 9 von 12

LM	Zutat	Zutat	Notiz
7. – **9.**	19.	Pastinake	
7. – **9.**	20.	Pute oder Truthahn	
7. – **9.**	21.	Weizen	
7. – **9.**	22.	Heidel-/Blaubeere	

 © Verlag I. Hanreich | Esterhazygasse 7/2, A-1060 Wien | Tel.: (+43 1) 504 28 29-1 | www.hanreich-verlag.at

Benennungen Beikostprodukte	Marke	D, A, CH	Zeitang.
Pastinake mit Kartoffeln	Lebenswert Bio	D	n4
Pastinaken pur	pro-biJo	D	n4
Pastinake mit Kartoffeln	pro-biJo	D, A	n4
Pastinaken fein	Sunval	D, A	n4
Bio-Pastinake mit Reis und Pute	babydream/Rossmann	D	n4
Putenfleischzubereitung (mit Reis) (ZU)	Baby sun	D	n4
Bio-Putenfleisch (ZU)	Hipp	D, A	n4
Mais mit Kartoffelpüree mit Bio-Pute	Hipp	D, A, CH	n4
Pastinaken mit Kartoffeln und Bio-Pute	Hipp	D, A	n4
Reis mit Karotten und Bio-Pute	Hipp	D, A	8
Putenfleisch (ZU)	Holle	D, A, CH	n4
Pute (mit Reis) (ZU)	pro-biJo	D	n4
Putenfleischzubereitung (mit Reis) (ZU)	Sunval	D, A	n4
Adapta Bio Grieß (GB)	Adapta	CH	n5
Adapta Bio Apfel, Pfirsich und Zwieback	Adapta	CH	n5
Adapta Bio Gemüse mit Kalbfleisch und Teigwaren	Adapta	CH	n5
Grieß-Getreidebrei	Alnatura	D, A	n4
Babymüsli	Alnatura	D	6
Bio Apfel-Pfirsich mit Zwieback	babydream/Rossmann	D	n4
Apfel mit Getreideflocken	babylove/dm	D, A	n4
Apfel-Pfirsich-Zwieback	Baby sun	D, A	n4
Früchteallerlei mit Vollkorn	Bebivita	D, A	6
Apfelstückchen mit Banane	Bebivita	D, A	8
Zarte Haferflocken in Apfel (enthält Weizen)	Hipp	D, A, CH	n4, 6
Bio-Babybrei Grieß (GB)	Holle	D, A, CH	n4
Grieß Vollkornbrei (GB)	Lebenswert Bio	D	n4
Gemüsetöpfchen mit Kalbfleisch	Sunval	D, A	6
Apfel-Heidelbeere	Alnatura	D, A	n4
Birne-Heidelbeere	Alnatura	D, A	n4
Birne-Heidelbeeren und Reis	Alnatura	D, A	8
Heidelbeeren in Apfel (mit Reis)	Hipp	D, A	n4
Apfel-Heidelbeere pur	Humana	D, A	n4
Apfel-Heidelbeere pur	Sunval	D, A	n4

Getreidebrei- und Gläschen-Übersicht – Teil 10 von 12

LM	Zutat	Zutat	Notiz
7. – **9.**	23.	Fenchel (oder 8. Kürbis)	
8. – **10.**	24.	Brokkoli	
8. – **10.**	25.	Roggen	
8. – **10.**	26.	Kräuter	
8. – **10.**	27.	Tomate	
8. – **10.**	28.	Weintraube	

© Verlag I. Hanreich | Esterhazygasse 7/2, A-1060 Wien | Tel.: (+43 1) 504 28 29-1 | www.hanreich-verlag.at

Benennungen Beikostprodukte	Marke	D, A, CH	Zeitang.
Karotten-Fenchel	Alnatura	D, A	n4
Kürbis-Kartoffel-Fenchel	Alnatura	D, A	n4
Gemüsereis mit Putenfleisch	Alnatura	D, A	8
Gemüseallerlei	Lebenswert Bio	D	n4
Mischgemüse	Lebenswert Bio	D	8
Mischgemüse	pro-biJo	D	n4
Gemüse fein karottenfrei	Sunval	D, A	n4
NaturNes Brokkoli und Kartoffeln	Alete/Nestlé	D, A	n4
Brokkoli mit Kartoffeln	Alnatura	D, A	n4
Brokkoli mit Kartoffeln und Pute	Alnatura	D, A	n4
Gemüse mit Polenta	Alnatura	D, A	6
Bio-Brokkoli mit Kartoffeln	babydream/Rossmann	D	n4
Brokkoli mit Kartoffeln	Baby sun	D	n4
Brokkoli mit Vollkornreis	Holle	D, A, CH	n4
Kartoffeln mit Blumenkohl, Brokkoli und Rindfleisch	Humana	D, A	6
Roggenbrot fein vermahlen			
Karotten, Kartoffeln und Huhn	Humana	D, A	6
Karottenmus mit Hühnchen	pro-biJo	D, A	n4
Gemüse mit Pute	pro-biJo	D, A	n4
Junior-Mischgemüse	pro-biJo	D, A	n7
Bio Gemüse mit Kartoffeln und Pute	babydream/Rossmann	D	8
Bio Gemüsereis mit Huhn	babydream/Rossmann	D	8
Karotten & Kartoffeln mit Rind	babylove/dm	D, A	8
Spaghetti Bolognese	Baby sun	D	n4
Gemüse mit Kartoffeln und Pute	Baby sun	D	8
Gemüsereis mit Huhn	Baby sun	D	8
Zartes Gartengemüse	Hipp	D, A	n4
Tomatenreis mit feiner Bio-Pute	Hipp	D, A	6
Gemüsereis mit Pute	Humana	D, A	8
Gemüsereis mit Huhn	Sunval	D, A	8
Apfel-Pfirsich mit Traube und Reis	Alnatura	D, A	8
Apfel-Traube mit Reis	Hipp	D, A	n4

Getreidebrei- und Gläschen-Übersicht – Teil 11 von 12

LM	Zutat	Zutat	Notiz
8. – **10.**	28.	Weintraube	
8. – **10.**	29.	Schinken/Schweinefleisch	
8. – **10.**	30.	Lamm	
8. – **10.**	31.	Spinat	
9. – **11.**	32. (4.)	Hirse (GB)	
9. – **11.**	33.	Lauch/Zwiebel	

© Verlag I. Hanreich | Esterhazygasse 7/2, A-1060 Wien | Tel.: (+43 1) 504 28 29-1 | www.hanreich-verlag.at

Benennungen Beikostprodukte	Marke	D, A, CH	Zeitang.
Traube-Apfel (Bio Saft)	Kinella	D	n4
Traube-Birne (Die Leichten)	Kinella	D	n4
Für Genießer Apfel-Traube mit Reis	Nestlé	D, A	n4
Früchte-Cerealien Apfel-Reis BIO	Nestlé	CH	n6
Schinkennudeln mit Gemüse	Baby sun	D	8
Schinkennudeln mit Gemüse	Sunval	D, A	8
Natur Nes Blumenkohl, Kartoffel und Lammfleisch	Alete/Nestlé	D,	n4
Karotten, Kartoffeln mit Reis und Bio-Lamm	Hipp	D, A	8
Spinat mit Kartoffeln	Alnatura	D	n4
Spinat mit Kartoffeln (mit Reis)	Holle	D, A, CH	n4
Gemüserisotto	Holle	D, A, CH	8
Spinat-Kartoffel (mit Reis)	Humana	D, A	n4
Spinat mit Reis	Lebenswert Bio	D	n4
Spinat mit Kartoffeln	Sunval	D, A	n4
Apfel mit Banane und Hirse	Alnatura	D	6
Hirse-Getreidebrei	Alnatura	D, A	n4
Bio Getreidebrei Hirse (GB)	babydream/Rossmann	D	n4
Feine Hirse (GB)	Hipp	D, A	n4
Banane-Pfirsich mit Hirse	Hipp	D, A	n4
Bio-Babybrei Hirse	Holle	D, A, CH	n4
Bio-Hirsebrei Apfel-Birne	Holle	D, A, CH	6
Bio-Babybrei 3-Korn	Holle	D, A, CH	6
Hirse und Reis Vollkornbrei (GB)	Lebenswert Bio	D	n4
Junior-Gemüseallerlei	pro-biJo	D	n7
Hirse-Vollkornbrei	pro-biJo	D, A	n4
Bio-Hirse-Vollkornbrei	Sunval	D, A	n4
Adapta Bio Gemüse-Fleisch-Polenta	Adapta	CH	n7
NaturNes Zucchettireis mit Truthahn	Alete/Nestlé	CH	n8
Gartengemüse	Alnatura	D	n4
Gemüse mit Hirse	Alnatura	D, A	8
Bio Zartes Gartengemüse	babydream/Rossmann	D	n4
Bio-Gartengemüse mit Hirse	babydream/Rossmann	D	8
Gemüsereis mit Hühnchen	babylove/dm	D, A	n4

Getreidebrei- und Gläschen-Übersicht – Teil 12 von 12

LM	Zutat	Zutat	Notiz
9. – **11.**	33.	Lauch/Zwiebel	
9. – **11.**	34.	Kohlrabi	
9. – **11.**	35.	Kirsche	
9. – **11.**	36.	Gerste	
9. – **11.**	37.	Zwetschke (Pflaume)	

© Verlag I. Hanreich | Esterhazygasse 7/2, A-1060 Wien | Tel.: (+43 1) 504 28 29-1 | www.hanreich-verlag.at

Benennungen Beikostprodukte	Marke	D, A, CH	Zeitang.
Gemüse-Spaghetti mit Pute	babylove/dm	D, A	n4
Gemüse & Nudeln mit Hühnchen	babylove/dm	D, A	8
Zartes Gartengemüse	Baby sun	D	n4
Gartengemüse mit Hirse	Baby sun	D	8
Gemüse und Hühnchen mit Reis	Bebivita	D, A	n4
Feines Gartengemüse mit zartem Rindfleisch	Bebivita	D, A	8
Gemüsereis mit Bio-Hühnchen	Hipp	D, A	n4
Gemüsereis mit Bio-Poulet	Hipp	CH	6
Gemüseallerlei	Holle	D, A, CH	6
Spaghetti Bolognese	Holle	D, A, CH	8
Zartes Gartengemüse	Sunval	D, A	n4
Gartengemüse mit Hirse	Sunval	D, A	8
Frühkarotten und Kohlrabi mit Kartoffeln	Hipp	D, A	n4
Für Genießer Banane-Kirsche	Alete/Nestlé	D, A	n4
Traube-Apfel-Kirsch (Die Leichten)	Kinella	D	n4
Apfel mit Sauerkirschen	Lebenswert Bio	D	n4
Birne-Apfelmüsli	Alnatura	D, A	8
Apfel-Birnen-Vollkornmüsli	babydream/Rossmann	D	6
7-Korn (GB)	Hipp	D, A	6
Guten-Morgen-Brei Bircher-Müsli (GB)	Hipp	D, A	6
Früchte-Duo mit Vollkorn	Humana	D, A	6
Früchtebrei 7-Korn	probijo	D	n4
NaturNes Pflaume (und) Banane	Alete/Nestlé	D, A	n4
NaturNes (Frisch-)pflaume und Apfel	Alete/Nestlé	D, A	n4
Pflaumen-Birchermüsli	Alnatura	D, A	6
Bio Frucht Duo Apfel-Pflaume	babydream/Rossmann	D	n4
Pflaume mit Birne (mit Reis)	babylove/dm	D, A	n4
Pflaume mit Birne	Bebivita	D, A	n4
Pflaume mit Birne	Hipp	D, A	n4
Pflaume in Apfel (Fruchtpause)	Hipp	D, A	n4
Apfel-Pflaume pur	Humana	D, A	n4

Platz für meine Notizen ...

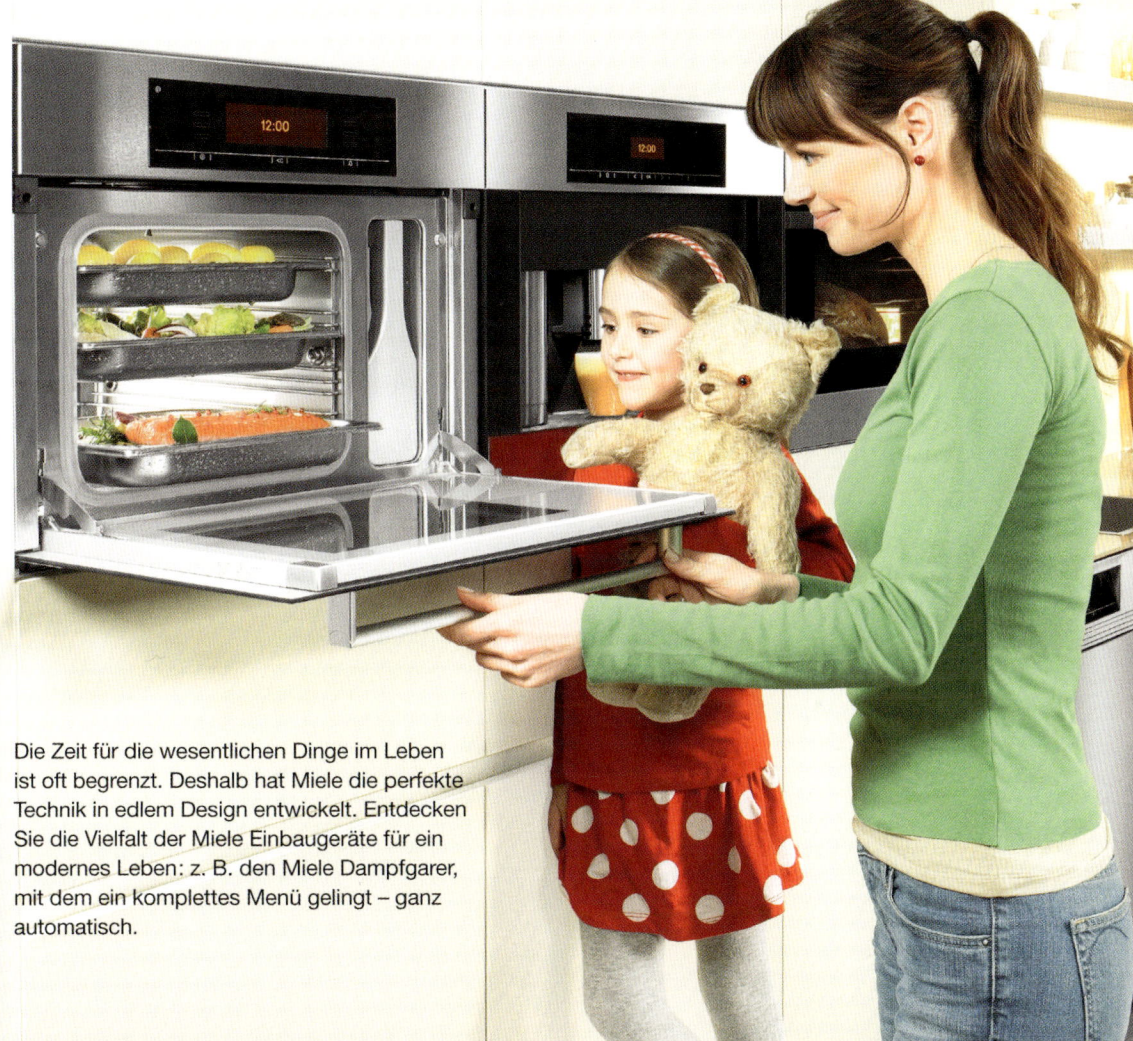

Gesund lebt man.
Geschmack will man.
Miele hat man.

Die Zeit für die wesentlichen Dinge im Leben ist oft begrenzt. Deshalb hat Miele die perfekte Technik in edlem Design entwickelt. Entdecken Sie die Vielfalt der Miele Einbaugeräte für ein modernes Leben: z. B. den Miele Dampfgarer, mit dem ein komplettes Menü gelingt – ganz automatisch.

Nähere Informationen unter 050 800 800

www.miele.at

Miele

Verlässlichkeit für viele Jahre

DER KLASSIKER IN SACHEN BABYKOST!

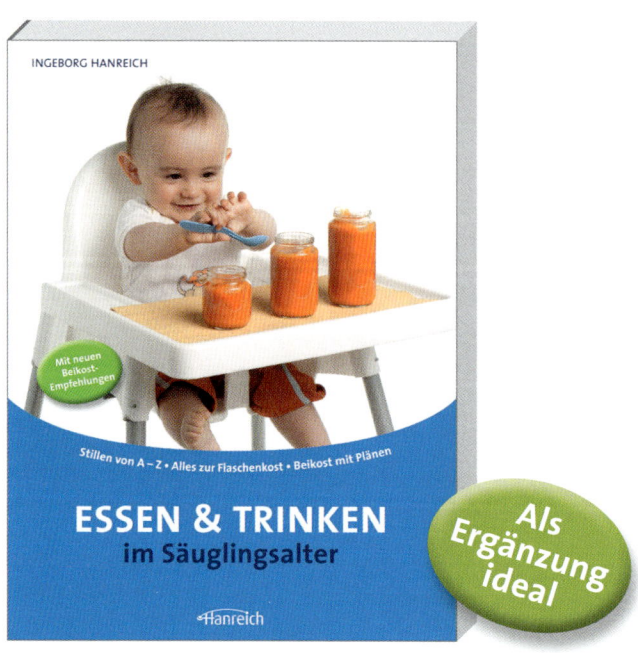

Unser Handbuch zum Thema Ernährung im 1. Lebensjahr bietet Ihnen wertvolle Hinweise zu **Stillen, Flaschennahrungen, Beikostbeginn** sowie zum Thema **Allergien:**

• Muttermilch ist ein unnachahmlicher Cocktail. Sie erfahren, was Sie beim Stillen von A bis Z beachten sollen.

• Flaschenkost auf dem Markt – ein Überblick sowie Hinweise zum Einkauf und zur Zubereitung

• Ein Spezialkapitel über Allergien und Allergiesymptome

• 3 Beikostpläne (für gestillte Kinder, bei frühen Beikostreifezeichen und ein vegetarischer Beikostplan) sind als Beispiele enthalten.

• Mahlzeitenfahrplan für das 1. Jahr

Zahlreiche wertvolle Adresshinweise für Eltern in speziellen Situationen runden den Ratgeber ab.

176 Seiten, 25 Abb. in Farbe
7. Auflage 2013
€ 19,90 (A, D) / CHF 28,90

Näheres: **www.hanreich-verlag.at**

BABYS BEIKOST – SELBST GEKOCHT!

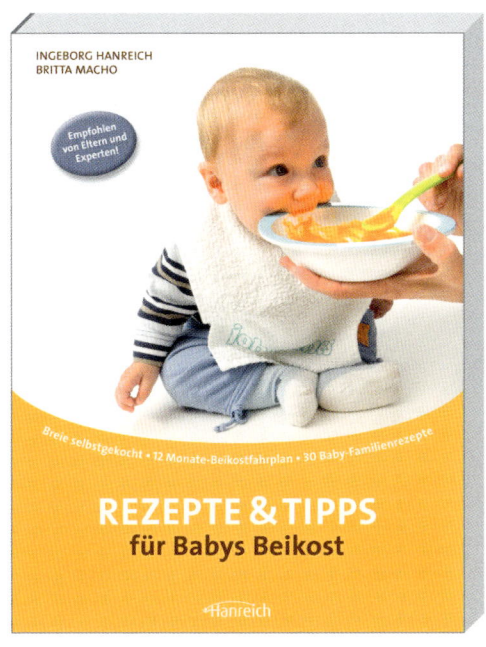

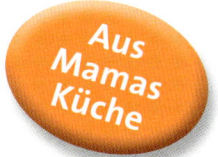

Unser Praxisbuch zum Kochen der Beikost gibt einfache Anleitung zur Zubereitung erster Babybreie und der Babymenüs **für den Familientisch. Der Beikostfahrplan mit Rezepten** unterstützt Sie Mahlzeit für Mahlzeit beim stufenweisen Aufbau des Speiseplans vom **7. – 13. Monat**.

- Welche Lebensmittel sind geeignet, welche sind zu meiden?

- Was ist beim Beikostbeginn und ersten Zufüttern zu beachten?

- Welche Breie oder Komponenten kann ich portioniert tieffrieren?

- Fingerfood und Getränke

- Ab welchem Monat sind Breie bzw. Familienkost geeignet?

In unserem Baby-Rezeptbuch erfahren Sie viele **wertvolle Tipps** zum Selberkochen und erhalten Hilfestellung bei der Zusammenstellung der ersten Breie.

176 Seiten, 85 Abb. in Farbe
7. Auflage 2013
€ 19,90 (A, D) / CHF 28,90

Näheres: www.hanreich-verlag.at

43

WISSENSWERTES UND GENUSSVOLLES

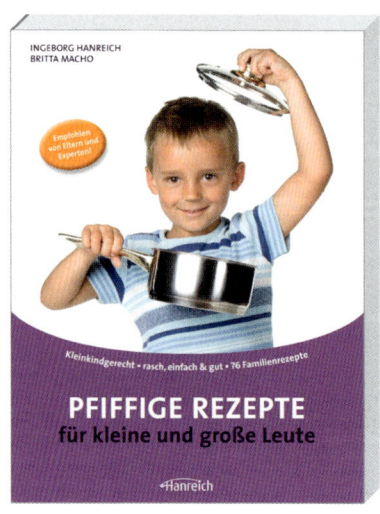

Das Praxisbuch für junge Familien mit einfach zubereitbaren, pfiffigen Rezepten und wichtigen **Tipps für Einkauf, Lagerung und Verarbeitung** von Lebensmitteln.

Mit unserer Hilfe gelingt Ihnen die **rasche Zubereitung** von 76 einfachen, kindgerechten und schmackhaften Gerichten. Traditionelle Rezepte sind ernährungswissenschaftlich optimiert. Kochneulinge und Profis schätzen die Vielfalt an Variationen.

192 Seiten, 80 Abb. in Farbe
4. Auflage 2011
ISBN 978-3-901518-13-3
€ 19,90 (D, A) / CHF 28,90

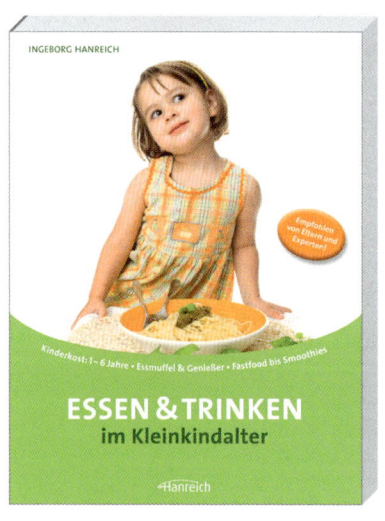

Unser Ernährungsleitfaden für Kinder von **1 bis 6 Jahren** spannt den Bogen von Fastfood bis Smoothies. Er bietet eine **praxisnahe Portionsberechnung „in Kinderhandvoll"** für alle Lebensmittelgruppen.

In unserem Ratgeber über die **Ernährung von Klein- und Vorschulkindern** erhalten Sie Antworten auf zahlreiche, häufig gestellte Elternfragen.

160 Seiten, 18 Abb. in Farbe
5. Auflage 2010
ISBN 978-3-901518-09-6
€ 19,90 (D, A) / CHF 28,90

Näheres: www.hanreich-verlag.at

BRAINFOOD UND PINWAND-POSTER

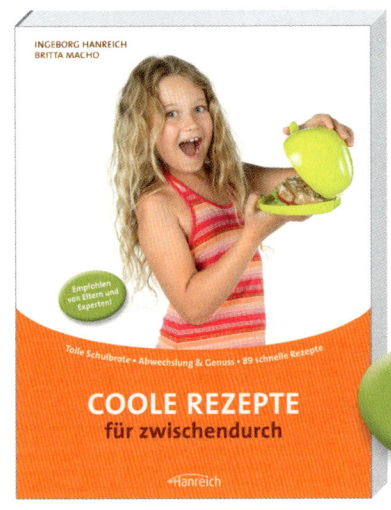

Unser Rezeptbuch für die leckere und gesunde Zwischenmahlzeit eignet sich nicht nur für die **Pause in der Schule,** sondern auch für **Kindergarten und Arbeitsplatz.**

Rasch und einfach werden köstliche Rezepte erklärt und wertvolle Tipps zur Zubereitung (z. B. zum Kettenkochen) gegeben. Weiters erfahren Sie, **was Schulkinder brauchen** und wie ideales **Brainfood** (Futter fürs Gehirn) zusammengesetzt ist.

176 Seiten, 73 Abb. in Farbe
2. Auflage 2011
ISBN 978-3-901518-14-0
€ 19,90 (D, A) / CHF 28,90

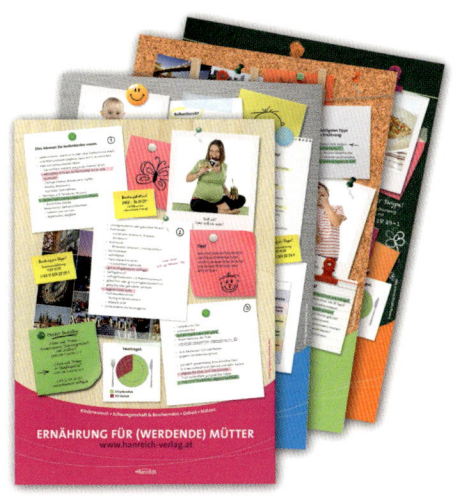

Unsere Poster für Kühlschrank oder Pinwand liefern **wertvolle Hinweise** zu folgenden 4 Themen:

Ernährung für (werdende) Mütter
Ernährung im ersten Lebensjahr
Ernährung im Kleinkindalter
Ernährung im Schulkindalter

Sie erhalten die A3-Poster direkt im Hanreich Verlag, Esterhazygasse 7/2, 1060 Wien.

Einzeln: € 2,90 (D, A)
Package à 4 Stück: € 9,90 (D, A)

Näheres: www.hanreich-verlag.at

FÜR DIE GANZE FAMILIE

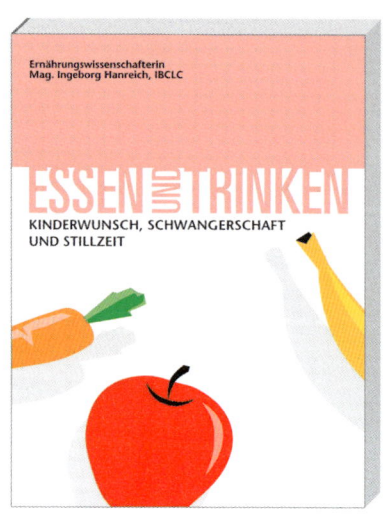

Der Ernährungsratgeber spannt den Bogen von der Ernährung der Frau im Allgemeinen, über Maßnahmen bei Kinderwunsch, bis hin zur **Ernährung in Schwangerschaft und Stillzeit.**

Sie finden Information zur Nahrungsaufnahme im monatlichen Zyklusverlauf, zu **Pluspunkten und Tabus** in Schwangerschaft und Stillzeit, zur Ernährung vor, während und nach der Geburt und zu **Babyblues, Milchbildung, Blähungen & Co.**

136 Seiten, 4 Abb. in Farbe
1. Auflage 2006
ISBN 978-3-901518-07-2
€ 16,50 (D, A) / CHF 23,90

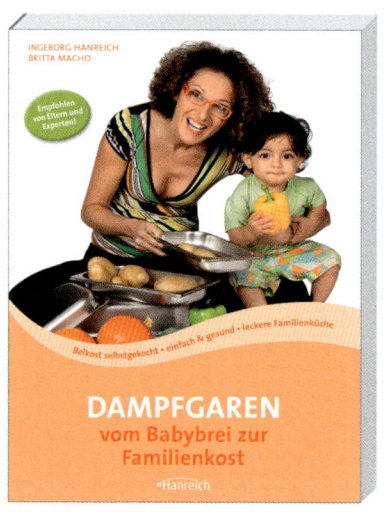

Nicht nur eine Frage des guten Geschmacks, sondern auch der gesunden Küche: **Dampfgaren.**

Ob **Sterilisieren von Babyfläschchen** oder **Breizubereitung**, ob **Familienrezepte** für Fleischtiger, Seemänner, Süßspechte oder Pflanzenliebhaber, wir verraten wie's geht.

Inklusive Tabellen zur Temperaturwahl und Tipps für den Geräteeinkauf.

112 Seiten, 43 Abb. in Farbe
1. Auflage 2012
ISBN 978-3-901518-17-1
€ 14,90 (D, A) / CHF 21,90

Näheres: www.hanreich-verlag.at

WERTVOLLES UND ENTZÜCKENDES

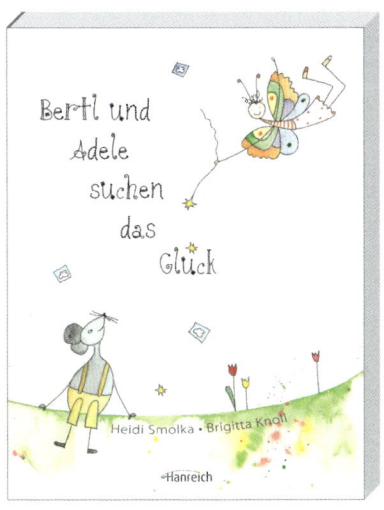

Bertl, die Maus, und Adele, der Schmetterling, wollen ihrem Freund, dem Hasen Ferdi, helfen, wieder glücklich zu sein.
So machen sie sich auf die Suche nach dem Glück. Wollt ihr wissen, was Kater Fauli und die Schnecke Schleichi ihnen dabei verraten?
Ein **interaktives Ideenbuch für kleine Glückssucher** mit fundierten Tipps aus der Glücksforschung. Und die Geschichte einer Freundschaft.

32 Seiten in Farbe
1. Auflage 2012
ISBN 978-3-901518-19-5
€ 14,90 (D, A) / CHF 21,90

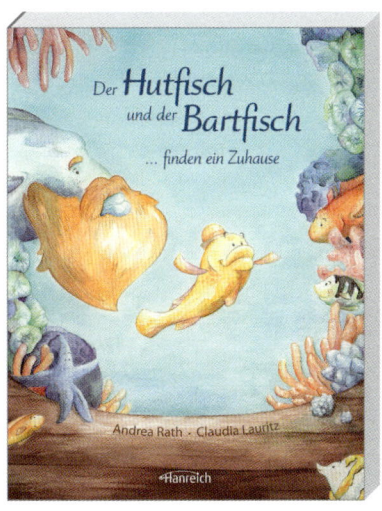

Das wunderschöne Korallenriff wird durch einen lecken Öltanker unbewohnbar. So müssen der Hutfisch und seine Freunde es verlassen. Ob unsere Fischfreunde in dem spukenden Wrack ein neues Zuhause finden?
Seht selbst, wer sich darin verbirgt und was es bringen kann, **wenn alle Freunde an einem Strang ziehen.**
Über Hilfsbereitschaft und Vertrauen.

40 Seiten in Farbe
1. Auflage 2012
ISBN 978-3-901518-18-8
€ 14,90 (D, A) / CHF 21,90

Näheres: www.hanreich-verlag.at

Liebe Leserinnen und Leser!

Wir freuen uns sehr, wenn wir Ihnen mit der Übersicht über die Gläschen und Breie weiterhelfen konnten.

Verständnisfragen können Sie gerne direkt an den Verlag richten. Sie erreichen uns:

Verlag • Beratung • Information
Mag. Ingeborg Hanreich, IBCLC
Esterhazygasse 7/2, A-1060 Wien
Tel.: (+43 1) 504 28 29-1
Fax:(+43 1) 504 28 29-4
E-mail: office@hanreich-verlag.at
Internet: www.hanreich-verlag.at

Anregungen und Kritik von Ihrer Seite sind uns ebenfalls willkommen, denn diese Übersicht, die früher im Handbuch integriert war, ist schon dank mancher Rückmeldung verbessert und erweitert worden.

Hinweise von Leserinnen haben uns auch auf Neuerungen im Handel aufmerksam gemacht, die wir in unserer beratenden Tätigkeit weitergeben konnten. Die Gläschen-Übersicht wird regelmäßig erneuert. Das Angebot auf dem Markt ist aber ständig in Veränderung begriffen, sodass sich Abweichungen ergeben können.

Bei Fragen, die die individuelle Situation Ihres Kindes betreffen, nimmt sich Frau Mag. Hanreich persönlich für Sie Zeit. Sie berät Sie am Telefon oder per Skype zum Thema Stillen, Flaschenkost, Beikost und Ernährung im Kleinkindalter sowie zur Ernährung in Schwangerschaft und Stillzeit.

Auch zum Thema Allergieprävention und spezielles Essverhalten werden von Eltern und Elternberatenden häufig Fragen gestellt.

Wenn Sie im Raum Wien zu Hause sind und **einen persönlichen Beratungstermin** vereinbaren wollen, können Sie dies unter Tel.: (01) 504 28 29-1 tun. Unter www.hanreich-verlag.at/beratung.html finden Sie unsere Konditionen.

Seminare, Workshops, Vorträge und Mütterrunden können ebenfalls unter (+43 1) 504 28 29-1 mit Frau Mag. Ingeborg Hanreich persönlich gebucht werden.

Näheres hierzu und zu den Produkten unseres Verlages (Inhalte, Leseproben, Rezepte) finden Sie auf unserer Homepage **www.hanreich-verlag.at.**